THÉRAPEUTIQUE

DE LA MÉTHODE

DES

INJECTIONS SOUS-CUTANÉES

AURILLAC, IMPRIMERIE FERARY FRÈRES, LITHOGRAPHES.

THÉRAPEUTIQUE

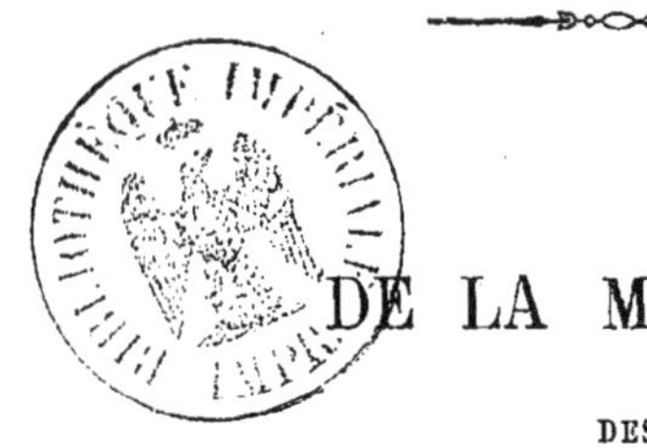

DE LA MÉTHODE

DES

INJECTIONS SOUS-CUTANÉES

PAR A. BOIS

DOCTEUR EN MÉDECINE DE LA FACULTÉ

ANCIEN ÉLÈVE DES HÔPITAUX

DE PARIS

(Extrait du Bulletin de la Société Médicale du Cantal)

PARIS

ADRIEN DELAHAYE, LIBRAIRE ÉDITEUR

PLACE DE L'ÉCOLE DE MÉDECINE, 23

1864

THÉRAPEUTIQUE

DE LA MÉTHODE

DES

INJECTIONS SOUS-CUTANÉES

Je n'ai pas la prétention de traiter complètement un point quelconque de thérapeutique; je veux seulement apporter mon contingent de vues et de faits poûr l'appréciation définitive d'une méthode encore peu généralisée, soit en la comparant aux méthodes analogues déjà employées, soit en exposant des faits qui permettent d'en apprécier l'importance.

Une méthode thérapeutique nouvelle, ou plutôt un mode nouveau d'administrer certains médicaments, fit son apparition en France il y a peu d'années; je veux parler de la méthode des injections sous-cutanées, qu'on a aussi appelée *Méthode hypodermique*. Venue d'Angleterre où elle avait été appliquée pour la première fois en 1853 par M. Wood, d'autres disent en 1844 par M. Rynd, elle fut introduite en France en 1859, sous le patronage de M. Béhier. On l'accueillit d'abord avec enthousiasme; mais des faits nombreux, une expérimentation suffisamment étendue manquaient encore pour lui donner une sûreté et une autorité incontestées; aussi ne tarda-t-elle pas à rencontrer une indifférence, presqu'un dédain qu'elle est cependant loin de mériter. Cette méthode, en effet, constitue un progrès très-réel sur les errements suivis jusqu'à cette époque pour atteindre le même but.

Ce n'est pas d'aujourd'hui que les médecins ont songé à faire pénétrer directement les substances médicamenteuses à travers l'enveloppe extérieure du corps : on employait depuis longtemps la méthode *iatraleptique* qui comprend les frictions faites sur l'épiderme, les fomentations, les liniments, etc., etc. On avait, dès 1823, la méthode *endermique* qui consiste à dépouiller préalablement la peau de son épiderme pour y déposer les médicaments destinés à l'absorption; on inoculait enfin, dès 1836, les substances par les piqûres d'une lancette, comme on inocule la vaccine, ou bien par l'intermédiaire de sétons filiformes imbibés de solutions médicamenteuses. Depuis l'apparition de la méthode des injections sous-cutanées à l'aide de la seringue Pravaz, M. Lafargue (de Saint-Emilion) a encore publié un mode particulier d'inoculation des substances médicamenteuses, qu'il a appelé inoculation par *enchevillement*. Il pratique une sorte de galerie sous-cutanée de 6 à 7 millimètres, au moyen d'une aiguille de bas aiguisée à l'une de ses extrémités; puis il introduit dans cette galerie un cylindre médicamenteux d'une longueur calculée d'après la dose qu'on veut employer.

On voit par là qu'à toutes les époques on a cherché à faire pénétrer les médicaments à travers la peau, en vue surtout de *localiser* leur action. Ce but a-t-il été atteint? La méthode iatraleptique paraît tout d'abord assez bien localiser l'action des substances qu'elle emploie; mais un instant de réflexion suffit pour convaincre de son impuissance localisatrice, puisque de simples onctions d'onguent mercuriel, faites sur un point quelconque de la peau, ne tardent pas à retentir par absorption sur toute l'économie. Cette méthode rend néanmoins, tous les jours, des services; mais elle est lente, incertaine, souvent peu énergique dans son action, et elle n'offre aucune garantie relativement à la quantité de substance active introduite dans l'économie.

L'application des médicaments actifs, sur le derme dénudé par un vésicatoire, ne produit pas davantage une action exclusivement locale. Dès l'année 1848, M. Trousseau constatait dans ses expériences sur l'action du sulfate de morphine qu'une minute ou deux d'application sur le derme dénudé suffisaient à la production des effets généraux qu'occasionne cette substance toutes les fois qu'elle est absorbée.

Les inoculations par la lancette, l'introduction des cylindres secs sous la peau, ne mettent pas plus à l'abri des effets généraux : les précautions dont l'inventeur entoure ces procédés pour prévenir les effets toxiques le démontrent surabondamment. Il en est de même des sétons filiformes imbibés de substances actives.

Les injections sous-cutanées introduisant ces mêmes substances en dissolution aqueuse dans le tissu cellulaire sous-cutané, ou même directement dans les capillaires sanguins, ne sauraient avoir la prétention d'éviter toujours les effets généraux susceptibles d'être produits par les substances employées. Ces effets, au contraire, se montrent le plus souvent avec une grande rapidité, et c'est là un inconvénient très-réel des injections sous-cutanées employées pour combattre une maladie locale, telle qu'une douleur névralgique; mais cet inconvénient est largement partagé par tous les autres procédés.

L'absorption doit cependant être un peu plus lente dans le cas d'introduction sous la peau de cylindres médicamenteux secs, et par suite l'action locale doit être un peu plus prolongée, et l'action générale un peu plus tardive.

Est-ce à dire pour cela que cette action locale soit négligeable dans l'un quelconque de ces procédés?

Ce serait une erreur grave que de le prétendre. Il n'est pas du tout indifférent d'introduire la substance médicamenteuse sur le point malade, ou à une distance plus ou moins grande de ce point. Les premiers expérimentateurs, M. Béhier entre autres, avaient constaté que l'injection sous-cutanée agissait infiniment mieux lorsqu'elle était faite sur le point malade. Mon expérience personnelle est tellement conforme à cette manière de voir, que je regarde cette action locale comme la principale raison d'être de l'injection sous-cutanée. Mais l'action médicatrice locale n'est pas la seule dont la thérapeutique doive tirer un heureux parti ; et d'ailleurs. aucun des procédés mentionnés jusqu'à présent ne permet d'obtenir cette action exclusive; aussi est-ce à d'autres points de vue qu'un parallèle doit s'établir entre eux.

Les injections sous-cutanées, chacun le sait, consistent à introduire à travers la peau, par une simple piqûre d'aiguille, et à l'aide d'une canule capillaire, des médicaments très-actifs à petite dose, préalablement dissous dans l'eau, de façon à obtenir une solution *parfaitement titrée*, dont on charge une petite seringue graduée avec une précision pour ainsi dire mathématique. On se sert beaucoup de la petite seringue Pravaz dont le piston est mis en mouvement par l'action d'une vis que porte sa tige. Comme la vis est très-régulière, chaque quart de tour de cette vis fait sortir de la seringue une quantité de liquide parfaitement déterminée et toujours la même, un centigramme (d'*eau*) par exemple. On a modifié ces instruments de diverses façons : ces modifications ont par elles-mêmes peu d'importance, le point essentiel étant de pouvoir se rendre un compte très-exact de la quantité *(en poids)* de liquide chassé par un mouvement donné du piston. Les diverses canules de la seringue sont munies de petits trocarts destinés à les faire pénétrer à travers la peau : on est obligé de les introduire isolées de la seringue, en piquant la peau directement avec la canule munie de son trocart, après quoi on retire ce dernier. La canule doit traverser toute l'épaisseur du derme.

La seringue est alors chargée du liquide destiné à l'injection, en ayant bien soin d'expulser tout l'air qui aurait pu pénétrer dans l'instrument; puis on l'adapte à la canule déjà introduite, et l'on procède doucement à l'injection de la quantité de liquide qu'on a déterminée d'avance. Il ne faut pas oublier dans ce cas que la canule introduite préalablement dans les tissus était vide au commencement et restera pleine à la fin de l'opération. Il faut donc en connaître la contenance exacte, parce que cette quantité de liquide, quoique sortie de la seringue, ne pénètrera pas dans les tissus, ce dont il faut tenir compte pour le calcul de la dose. On peut éviter cette petite complication de la manière suivante : on charge la seringue *munie de sa canule*, et on fait pénétrer cette dernière dans les tissus sans la séparer de la seringue, soit qu'on se serve d'une canule à pointe *aiguë* et taillée en biseau très-effilé, soit qu'on ait préalablement fait à la peau une piqûre à l'aide d'un petit trocart au moins aussi gros que la canule. Ces deux derniers procédés sont moins douloureux que le premier. En outre, la canule est alors introduite *pleine* dans les tissus, et en est retirée *pleine*, de sorte qu'on n'a pas à s'occuper de sa contenance.

Chaque opérateur doit avoir fait une étude spéciale de son instrument, de manière à connaître la quantité (en poids) *de liquide chassé par une course donnée du piston.* Tous les instruments ne sont pas faits sur le même modèle, et ceux même qui paraissent les plus conformes à un même type sont loin de donner des résultats identiques. C'est pourquoi je crois devoir insister sur cette étude préalable appliquée à chaque instrument en particulier, d'autant plus qu'on a voulu donner, comme applicables à tous les instruments, les calculs faits sur un seul. L'expérience m'a démontré que l'application de ces calculs, à un instrument autre que celui sur lequel ils ont été faits, peut donner lieu à des erreurs de doses de 1 sur 2. La manière de faire ces calculs est d'ailleurs très-simple. Je suppose une seringue Pravaz dont la tige du piston est à vis. On remplit exactement d'eau cette seringue munie d'une canule, on l'essuie et on la pèse exactement. On fait ensuite exécuter un certain nombre de tours au piston, 10 tours complets, par exemple, ou 40 quarts de tour. Une certaine quantité de liquide se trouve ainsi expulsée de l'instrument. On pèse de nouveau ce dernier, et la différence des deux pesées donne le poids de liquide sorti, 43 centigrammes je suppose, chiffre que donne mon instrument. Il en résulte que chaque quart de tour du piston a fait sortir très-approximativement un centigramme de liquide, et si l'on a commis une légère erreur dans les pesées, elle se trouve divisée par 40 et, par suite, annihilée. Les solutions employées en injections peuvent présenter parfois une densité un peu différente de celle de l'eau pure; mais comme ces solutions sont ordinairement très-étendues, cette différence est négligeable. Veut-on maintenant connaître la contenance d'une canule? On remplit exactement d'eau le corps de la seringue séparé de la canule, on adapte à cette seringue la canule *vide*, et on compte le nombre de quarts de tour qu'il faut faire exécuter au piston pour que le liquide commence à paraître à l'extrémité libre de la canule. Le liquide déplacé représente la capacité de la canule.

Ces connaissances acquises une fois pour toutes, il faut toujours calculer les doses de liquide injecté, d'après leur *poids* et jamais d'après le nombre de *gouttes*. C'est qu'en effet les gouttes données par divers instruments ne sont nullement identiques.

L'indication du *poids* des doses est la seule manière de rendre comparables les observations de divers opérateurs, et d'éviter sûrement de graves accidents.

La préparation de la solution médicamenteuse destinée aux injections demande encore beaucoup de soin : il faut *peser* aussi exactement que possible la quantité de substance active et la quantité d'eau distillée qui doit la dissoudre. On a ainsi une solution parfaitement titrée. Dès lors, grâce à la précision de la seringue, le dosage du remède pourra être d'une exactitude, d'une sûreté presque absolues. Si l'on emploie, en effet, une solution contenant le centième de son poids de substance active, il sera assez difficile de commettre une erreur d'un centigramme dans la quantité de liquide injecté ; et en supposant cette erreur commise, elle ne serait que d'un centième de centigramme de la substance active. Il est impossible de pousser plus loin la précision des doses.

Les piqûres faites pour ces injections sont d'une innocuité absolue, très peu ou pas douloureuses, pourvu que la canule de l'instrument traverse *toute l'épaisseur du derme* : si la piqûre n'est pas assez profonde, si elle traverse simplement l'épiderme, le liquide injecté, en soulevant cette membrane, forme une petite vessie dont la production est accompagnée d'une douleur assez vive. En outre il reste, pendant un certain nombre de jours, sur le point où l'épiderme a été soulevé, une petite induration douloureuse au toucher, induration qui ne tarde pas, du reste, à disparaître complètement. Un instrument malpropre ou émoussé produit encore un peu d'inflammation locale qui, d'ailleurs, n'a rien de grave, et qu'on peut toujours éviter.

On comprendra sans peine, et je crois inutile d'insister là-dessus, l'immense intérêt qu'il y a à maintenir toujours dans un état de propreté extrême la partie de l'instrument qui doit pénétrer dans les tissus.

Une seule piqûre suffit ordinairement pour introduire la dose voulue, à moins que la nature de l'affection n'exige une action médicatrice locale disséminée sur plusieurs points. L'opération ne demande que quelques minutes, et il n'est pas besoin d'une grande expérience pour la mener à bonne fin : quant à l'exactitude du titre de la solution, il ne faut qu'une balance pour l'obtenir. Ainsi, sous le rapport de la simplicité, de la rapidité d'exécution du procédé, de son innocuité, il pouvait sembler inutile désormais de songer à mieux faire. Ce n'est pas ainsi qu'en a jugé M. le docteur Lafargue (de St-Emilion) : il trouve l'instrument nécessaire à cette opération, d'un prix élevé (25 francs, valeur de cet argument), d'une détérioration facile, d'une application minutieuse et délicate, d'une exactitude douteuse. Pour remédier à ces inconvénients, il a imaginé de mettre à la place des injections sous-cutanées les inoculations *par enchevillement*. La confection des cylindres médicamenteux qu'il emploie dans ce procédé est assez délicate pour que M. Lafargue en tire la preuve d'un rare talent de manipulation chez le pharmacien qui les lui a fabriqués. Quant à leur introduction sous la peau, elle a paru tellement minutieuse à leur inventeur lui-même, que malgré la prétention émise par lui de se passer de tout instrument spécial, il a fini par en inventer un qu'il n'a pas tardé à déclarer indispensable pour cette opération. Il est vrai qu'il est un peu moins cher que la seringue Pravaz.

M. Lafargue est un des hommes qui se sont occupés depuis longtemps avec le plus de persévérance et de succès de l'introduction des médicaments à travers la peau : les injections sous-cutanées ont eu le tort très-réel de n'avoir pas été inventées par lui. Le procédé d'inoculation *par enchevillement* est assurément très ingénieux, et il est encore celui qui localise le moins imparfaitement l'action des remèdes, et un de ceux qui les dosent le mieux. A ce point de vue, il peut être très utile pour quelques cas spéciaux, et c'est déjà un mérite suffisant pour lui, sans qu'il soit nécessaire de le compromettre par la prétention de supplanter les injections sous-cutanées comme pratique générale. Il n'est pour cela ni assez simple, ni assez pratique. La question d'économie est elle-même illusoire : la seringue employée pour les injections sous-cutanées dure plusieurs années sans détérioration notable, pourvu qu'on en prenne le soin le plus vulgaire ; et une solution titrée coûtera toujours bien moins cher que la même quantité de substance mise en cylindres filiformes.

Il n'est d'ailleurs nullement douteux que les injections sous-cutanées seront fréquemment utilisées pour obtenir rapidement et sûrement les effets généraux que certains médicaments sont susceptibles de produire sur l'organisme vivant. On a déjà tiré un heureux parti de ce mode d'emploi, mais il se généralisera bien davantage lorsqu'on aura étudié l'action d'une foule de médicaments administrés d'après cette méthode. Cette action diffère, en effet, considérablement, par sa rapidité, par son énergie surtout, de celle que produisent les mêmes substances introduites par la bouche. On sait depuis longtemps que les préparations opiacées, par exemple, agissent d'une manière beaucoup plus énergique en lavement que lorsqu'elles traversent l'estomac, où elles sont probablement modifiées par la digestion. Cette action est bien plus rapide et plus énergique encore lorsqu'on administre ces préparations en injections sous-cutanées. Il ne faut jamais perdre cela de vue quand il s'agit de doser par cette méthode une substance active. Des exemples convaincront mieux :

M. Lafargue a établi par des expériences positives que les lapins pouvaient se nourrir impunément de pavots, et même avaler 10 centigrammes par jour d'acétate de morphine, sans en être incommodés. J'ai injecté sous la peau d'un lapin de grandeur moyenne 4 centigrammes environ d'hydrochlorate de morphine en dissolution dans l'eau. Presque aussitôt l'animal, auparavant très-vif, a ressenti les effets d'un narcotisme violent. Il est resté 2 heures étendu sur le ventre, les pattes inertes, le museau appuyé par terre. Dès qu'on le plaçait sur le flanc, il y restait quelques minutes, et rien ne pouvait le décider à tenter un mouvement, pas même l'excitation si douloureuse produite par un pinceau métallique traversé par un courant d'induction à intermittences rapides. Ce n'est que deux heures après le début de l'expérience qu'il a tenté quelques pas pour aller se blottir dans un coin d'où il n'a guère bougé une partie de la journée. Il a refusé toute espèce de nourriture jusqu'au lendemain matin : à ce moment, il était complètement rétabli.

(D'autres expériences m'ont démontré que ces animaux sont infiniment moins sensibles, peut-être même entièrement insensibles à l'action de l'atropine employée par la méthode hypodermique.)

Chez un enfant de 9 ans, j'ai employé le sulfate de strychnine par trois procédés différents. *Par la bouche*, je l'ai porté *graduellement* jusqu'à *quatre centigrammes* par jour en quatre doses séparées entre elles par un assez long intervalle, trois heures au moins. Je n'ai obtenu que des effets physiologiques insignifiants. En injections *rectales*, *deux centigrammes* sont administrés en deux doses séparées par un intervalle de plusieurs heures. Quelques légères secousses se montrent seulement plus d'une heure après la deuxième dose, et nullement après la première. Il est bien entendu que j'avais débuté par des doses plus faibles. Enfin *huit milligrammes* injectés *sous la peau* en une seule fois (mais après plusieurs jours de tâtonnements, et *jamais d'emblée*), déterminent, quelques *minutes* après, une raideur assez forte et des soubresauts très pénibles.

Ces exemples suffisent pour montrer l'énergie relative des médicaments employés par cette méthode. Pour produire ces effets généraux, aucun autre moyen ne saurait rivaliser avec les injections sous-cutanées par la simplicité du procédé, la rapidité, la sûreté d'action et de dosage. Elles ont, d'ailleurs, l'incontestable avantage de pouvoir être répétées indéfiniment sur toute la surface de la peau, sans aucun inconvénient sérieux. A ce point de vue, elles constituent un grand progrès sur la méthode endermique. Cette dernière offre, en effet, plusieurs inconvénients : la surface d'un vésicatoire absorbe peu le premier jour, rapidement le second, beaucoup moins le troisième, presque plus le quatrième. En outre, l'action locale des substances *non dissoutes* déposées sur la surface d'un vésicatoire est quelquefois fort douloureuse, détermine la formation de fausses membranes, et parfois même produit des eschares. L'irrégularité de l'absorption est une source de dangers : si l'on ne tient pas compte de cette irrégularité, telle dose qui sera restée sans effet un jour, suffira le lendemain pour empoisonner le malade. Un vésicatoire demande quelque temps pour guérir; on ne peut donc pas en appliquer un nouveau tous les jours. Ces inconvénients disparaissent avec les injections sous-cutanées : l'activité d'absorption reste toujours la même, puisqu'on peut changer à volonté le lieu de la piqûre; la dose de médicament introduite dans l'économie est toujours rigoureusement connue; enfin la solution employée peut ordinairement être assez étendue pour que les tissus ne soient pas trop vivement irrités par son contact.

L'introduction dans l'organisme de médicaments, par l'intermédiaire des vésicatoires, rend néanmoins des services réels dans les cas spéciaux où il est utile de joindre à l'action locale du remède l'effet révulsif du vésicatoire. Le procédé des sétons filiformes, l'inoculation par la lancette, offrent le même avantage. Hors de ces cas spéciaux, ils ne sauraient remplacer les injections sous-cutanées, vu surtout l'incertitude du dosage, la douleur assez vive occasionnée par l'opération, la lenteur d'exécution. Les inoculations par la lancette méritent cependant une attention particulière à cause de leur simplicité, et aussi à cause d'une application ingénieuse qui en a été faite pour inoculer à très-petites doses des substances que leur nature trop irritante permet difficilement d'employer en injections sous-cutanées : telle est l'inoculation de l'huile de croton sur des tumeurs érectiles, dans le but de provoquer instantanément l'apparition de pustules curatives.

On voit par ce rapide exposé que chaque procédé a son utilité particulière, emploie des préparations que parfois aucun autre procédé ne pourrait utiliser pour produire le même effet, s'applique enfin à des cas spéciaux dans lesquels il ne saurait être remplacé. Il n'en reste pas moins démontré que lorsqu'on veut agir sur l'économie d'une manière prompte, sûre et énergique, à l'aide de substances douées d'une activité parfois redoutable, *solubles dans l'eau*, et peu ou pas *irritantes* par leur contact avec les tissus (à moins qu'on ne se propose la production d'une irritation artificielle), aucun procédé ne peut rivaliser avec les injections sous-cutanées.

Parmi les substances qui rentrent dans les conditions ci-dessus énoncées, les sels de morphine, d'atropine, de strychnine, ont été le plus fréquemment employés : c'est aussi sur eux que provisoirement se sont concentrées mes recherches.

ATROPINE

En raison probablement de leur puissante activité, les sels d'atropine, le sulfate notamment, ont attiré d'une manière spéciale l'attention des expérimentateurs. Cette énergie est telle que chez une personne adulte, *un milligramme* introduit sous la peau détermine des effets très-notables. *Deux milligrammes* produisent déjà une sécheresse du gosier très-incommode, une dilatation considérable de la pupille, qui, durant parfois plus de 24 heures, alarme beaucoup les malades par le trouble apporté dans l'exercice de la vision ; enfin une légère perturbation dans les facultés sensoriales. A cette dose, ces phénomènes sont sans aucune gravité ; mais ils ne sont pas indifférents pour les malades qui y voient assez volontiers un obstacle à l'emploi de la médication. Malgré ces désavantages, le sulfate d'atropine a tout d'abord conquis un rang important parmi les substances destinées à être employées en injections sous-cutanées. C'est que sa puissance curative, principalement dans les affections du système nerveux, est en raison directe de son énergie. La solution que j'emploie contient un gramme de sulfate d'atropine pour 99 grammes d'eau distillée, c'est-à-dire que c'est une solution au centième. Dès lors il devient facile de calculer les doses : si par exemple on fait pénétrer dans les tissus 0,10 grammes (dix centigrammes) de la solution, on se trouvera avoir injecté juste 0,001 gramme (un milligramme) du sel d'atropine.

Les doses employées ont varié depuis *un milligramme* jusqu'à *un centigramme*. J'avoue que ce dernier chiffre a pour moi quelque chose d'effrayant : malgré mon respect pour l'autorité de M. le professeur Courty (de Montpellier), je me méfie de ses doses comptées *en gouttes*, d'autant plus que sa seringue, d'après les termes mêmes de ses propres observations, différait par sa contenance de celle de M. Béhier. Or, c'est ce dernier expérimentateur qui a établi des chiffres qu'on a eu le tort de croire applicables à tous les instruments de même forme. Quoi qu'il en soit, il sera toujours prudent de commencer par une faible dose et de n'augmenter que d'une manière lentement progressive.

Les maladies auxquelles on a opposé cette substance en injections sous-cutanées sont les névralgies, des douleurs de nature indéterminée, les névroses telles que le tétanos, l'asthme, le rhumatisme articulaire aigu, les douleurs symptomatiques d'affections aiguës ou chroniques d'organes internes. On a obtenu de nombreux succès pour les névralgies : dès la première injection, la douleur disparaît quelquefois pour ne plus reparaître. J'ai vu une sciatique durant depuis plusieurs jours, assez intense pour retenir la malade au lit, disparaître instantanément par l'injection de 2 milligrammes de sulfate d'atropine, faite au niveau du point le plus douloureux. Elle ne reparut plus de trois années : une récidive survenue alors s'est montrée rebelle au même mode de traitement.

Dans un autre cas également soumis à mon observation, chez un homme de 35 ans, des douleurs rhumatismales, s'étendant à la plupart des muscles de la jambe gauche, furent guéries par des injections de 1 milligramme et demi de sulfate d'atropine, répétées tous les jours pendant près de deux semaines.

A côté de ces succès, je suis obligé de signaler un autre cas de névralgie sciatique intense que je ne parvins nullement à modifier par des injections de sulfate d'atropine, et qui fut guérie par des cautérisations avec l'acide sulfurique. Dans deux cas de névralgies faciales, j'ai poussé la dose jusqu'à produire des effets toxiques assez intenses : la névralgie n'en a éprouvé aucune modification. Du reste, il a été constaté depuis assez longtemps qu'il est inutile d'élever les doses jusqu'à produire des effets qui, pour n'être pas dangereux au-dessous d'une certaine limite, n'en sont pas moins fort désagréables pour les malades : il paraît, en effet, prouvé que la maladie n'est pas mieux influencée par une haute dose que par une dose modérée. On a cité plusieurs cas de guérison du tétanos par les injections sous-cutanées de sulfate d'atropine : on a aussi publié de nombreux insuccès. Dans un cas de tétanos survenu à la suite d'une opération grave chez un garçon de 12 à 15 ans, que de longues souffrances avaient plongé dans un fâcheux état d'éréthisme nerveux, j'ai injecté *progressivement* jusqu'à 4 et 5 milligrammes de sulfate d'atropine, sans obtenir la moindre amélioration et sans retarder, je crois, la mort qui survint rapidement. M. Trousseau a heureusement modifié par cette méthode des attaques de rhumatisme articulaire aigu. Il a pu, de la même manière, enlever pour ainsi dire à volonté le point de côté douloureux, quelquefois si pénible pour les malades, qui accompagne ordinairement les inflammations du poumon et surtout de la plèvre. De son côté, M. le professeur Courty a publié la relation d'un cas d'asthme guéri par des injections de sulfate d'atropine sur le trajet du nerf pneumo-gastrique. Je ne possède pas personnellement de faits analogues à ceux de ces savants professeurs, du moins dans lesquels le sulfate d'atropine joue un rôle. Toutefois il est permis de conclure de leurs propres impressions que ces faits demandent une sanction plus complète de l'expérience. Les faits relevés dans ma pratique paraissent moins favorables à cette médication que ceux publiés par d'autres expérimentateurs : cela tient probablement à ce qu'étant trop peu nombreux, des coïncidences fortuites ont pu en altérer plus facilement la signification. En somme, l'impression qui me reste des faits que j'ai observés, ou de ceux que j'ai lus, est celle-ci : le sulfate d'atropine, employé en injections sous-cutanées, constitue une arme puissante contre les éléments douleur et névrose ; mais son action est loin d'être constamment certaine. Toutefois, dans les cas où son influence favorable se fait sentir, on obtient plutôt une guérison qu'un soulagement momentané. La grande activité de cette substance exige de la part de l'opérateur la plus grande prudence dans son emploi.

MORPHINE

Les sels de morphine paraissent avoir été moins employés en injections sous-cutanées que ceux d'atropine. Cependant il est incontestable que si les sels de morphine guérissent moins bien d'une manière *définitive* les différentes douleurs contre lesquelles on les emploie, en revanche leur action *immédiatement* calmante est *sûre* et pour ainsi dire *instantanée*. Leur emploi se prête à une plus grande généralisation : toutes les fois que l'affection à traiter n'est pas de nature à faire redouter la moindre tendance congestive vers l'encéphale, on peut dire que l'élément douleur peut *toujours* être dominé par les injections sous-cutannées d'un sel de morphine, l'hydrochlorate par exemple. C'est une question de doses ; mais je n'ai amais vu de douleur, même symptomatique, assez intense pour ne pas être calmée par ce moyen pendant un temps plus ou moins long. Un ancien professeur de la faculté de de Paris, M. Cayol, disait en parlant de l'opium : « C'est l'intensité de la maladie qui doit servir de mesure à la dose prescrite. Si un malade est éveillé ou souffrant comme 9, donnez-lui de l'opium comme 10. » Ce précepte est tout-à-fait applicable à l'administration des sels de morphine par la méthode hypodermique. Ils sont moins énergiques que les sels d'atropine ; on peut donc se donner un peu plus de latitude dans le maniement des doses. Toutefois, comme il n'est pas possible de calculer à première vue le degré de résistance de la maladie et la tolérance du malade pour le remède, il est bon d'injecter d'abord une dose faible, sauf à l'augmenter un peu plus tard, si elle était reconnue insuffisante. La dose ordinaire varie de cinq milligrammes à un centigramme (de sel). Il n'est pas rare qu'on soit obligé de la porter à 2, à 3 et même à 5 centigrammes à la fois; mais ce dernier chiffre ne doit jamais être atteint d'emblée. La solution que j'emploie contient 1 gramme de sel pour 39 grammes d'eau, ou 1/40 de substance active.

Les sels de morphine introduits sous le derme ont le grave inconvénient de provoquer les vomissements avec une très-grande facilité : le meilleur moyen de les éviter consiste à éloigner autant que possible l'opération du moment des repas, et à faire rester le malade dans la position horizontale. Malgré cet inconvénient assez sérieux, qu'on atténue beaucoup avec un peu d'habitude dans le maniement des doses, les malades sont moins effrayés de vomir par l'influence de la morphine, que de sentir leur vue troublée par l'atropine. A haute dose, les sels de morphine injectés dans les tissus causent encore une diminution de l'appétit, un peu de constipation, et un étourdissement assez prolongé. A faible dose, ils tiennent le plus souvent le malade *éveillé*.

En disant plus haut que l'élément douleur ne résistait pas aux injections sous-cutanées de chlorhydrate de morphine, je signalais implicitement les maladies qui peuvent en éprouver une influence heureuse : ce sont celles dont la douleur est l'unique symptôme, ou encore le symptôme dominant, ou enfin un symptôme d'importance secondaire, mais néanmoins pénible. On en a aussi tiré un heureux parti dans certaines névroses qui ne comptent pas ordinairement la douleur au nombre de leurs symptômes les plus importants. C'est ainsi que M. Franque a publié un cas d'éclampsie puerpérale traitée avec succès par les injections sous-cutanées de biméconate de morphine. Avant lui, M. Scanzoni avait publié un succès du même genre extrêmement remarquable.

Voici une observation personnelle qui montre bien l'influence des injections sous-cutanées d'hydrochlorate de morphine sur les symptômes convulsifs et douloureux accompagnant certaines maladies des centres nerveux.

Au mois de décembre 1861, je fus appelé à voir le nommé V....., âgé d'environ 45 ans, domestique à la campagne. Cet homme, fort et bien constitué, avait fait, quelques mois auparavant, une chute violente sur la tête. Le 21 décembre, après un travail assez rude, il alla se reposer plus d'une heure, encore tout couvert de sueur et à moitié déshabillé, dans une salle basse et fraîche où il se gorgea de boissons froides. Le soir du même jour, il éprouva des frissons, du malaise, une courbature générale. Dès le 22, il se plaignit de constriction pharyngienne et de trismus. Ces symptômes allèrent en augmentant jusqu'au 25, jour de ma première visite. Je constatai alors un trismus et une raideur du cou très-prononcés, de la constriction pharyngienne, et un commencement d'opisthotonos. D'ailleurs intelligence parfaite, pas de secousses convulsives, pouls à peine fébrile, douleurs modérées. Des renseignements plus ou moins précis m'apprirent que depuis sa chute sur la tête, le malade se plaignait de raideurs dans ses mouvements. Je prescrivis 30 sangsues à appliquer partie derrière les oreilles, partie le long de la colonne vertébrale. La moitié seulement furent appliquées sur cette dernière partie, le malade étant fatigué du décubitus latéral au point d'en éprouver une crise convulsive qui le menaçait de suffocation. Effrayé de même que les assistants, le malade refusa dès lors tout traitement local qui le forcerait à rester couché sur le côté. En présence de cette opposition formelle mes moyens d'action étaient limités, et, le 26, les accidents s'étant encore aggravés, je me bornai à pratiquer deux saignées générales, en vue d'une méningite rachidienne infiniment probable. Dès le matin de ce jour, s'étaient déclarées quelques secousses convulsives qui allèrent sans cesse en augmentant de nombre et d'intensité L'intelligence se maintenait toujours parfaite. Le 27, la contraction *tonique* (opisthotonos) et les convulsions *cloniques* étaient très-intenses et très-douloureuses. Le matin, je pratiquai une injection sous-cutanée de 1 centigramme de chlorhydrate de morphine, et, le soir, je portai la dose à 35 milligrammes en une seule injection. Les *convulsions* furent considérablement diminuées pour ce jour et une partie de la nuit suivante : mais le 28 au matin, elles recommencèrent de plus en plus intenses et douloureuses. Quant à la contraction *tonique* ou raideur permanente, elle n'avait pas été modifiée, et faisait toujours des progrès. Vers 3 heures de l'après-midi, j'injectai 55 milligrammes du sel de morphine. Au bout d'une demi-heure environ, les convulsions cloniques avaient complètement cessé, et le malade dormait d'un sommeil paisible; mais la contraction tonique des muscles spinaux surtout n'avait subi aucune influence. Dans la nuit, les convulsions reparurent, mais moins intenses; elles ne reprirent toute leur énergie que dans la matinée du 29.

A ce moment, l'intégrité des facultés intellectuelles se maintenait presque complète, sauf quelques moments de léger délire pendant la nuit. Toutefois, la parole était plus animée qu'à l'état normal; et quoiqu'il n'y ait eu jusqu'à la fin qu'une céphalalgie très-modérée, on pouvait déjà s'apercevoir que les fonctions cérébrales avaient subi une légère atteinte. A mon arrivée dans la matinée du 29, les convulsions cloniques et toniques, les douleurs avaient acquis une telle intensité que le malade demandait la mort à grands cris. Je pratiquai immédiatement une injection de *huit* centigrammes d'hydrochlorate de morphine. Peu à peu les convulsions cloniques cessèrent, et le malade s'endormit comme la veille, toujours avec une raideur permanente dont je ne pouvais d'ailleurs bien apprécier le degré. Le reste de la journée fut calme : le malade, plongé dans un sommeil assez profond, éprouvait à peine de temps à autre quelques secousses presque insensibles. Mais vers 5 heures du soir, l'influence du narcotique ayant cessé en grande partie, les convulsions cloniques reparurent avec une fréquence et une énergie véritablement effroyables.

Elles étaient pour ainsi dire continues et tellement douloureuses que la maison retentissait des cris du malade, et son lit était fortement agité par ses mouvements. Elles semblaient regagner en fréquence et en intensité ce que la médication leur avait enlevé en durée. Les conceptions intellectuelles n'étaient plus bien nettes; le pouls s'affaiblissait, tout en devenant plus fréquent (jusque-là il avait été fort et battait 100 fois par minute); depuis le matin, la respiration paraissait aussi plus gênée. J'injectai encore, à des intervalles d'un quart-d'heure environ, 4 doses de solution représentant ensemble 55 milligrammes de sel de morphine. Les convulsions cessèrent de nouveau, et le malade retomba dans le sommeil. Mais la respiration s'embarrassait de plus en plus ; et quoique le pouls (à 120 pulsations par minute) fût encore assez fort, je me retirai en annonçant une catastrophe probable pour la nuit. L'évènement justifia mes prévisions.

Plus de 23 centigrammes de chlorhydrate de morphine avaient été injectés en 3 jours, dont 13 1/2 centigrammes le dernier jour. Cette dose est considérable assurément ; mais on remarquera qu'elle a été employée en plusieurs séances; et d'ailleurs je surveillais attentivement les phénomènes narcotiques qui n'ont jamais acquis une intensité alarmante. La maladie n'a pas été enrayée dans ses progrès, mais elle était de celles qui ne le sont guère par aucun moyen ; et aucun autre mode de traitement n'aurait pu procurer au malade les immenses bénéfices qu'il a retirés de celui-là, au point de vue de ses souffrances. D'ailleurs, la constriction des mâchoires s'opposait à l'introduction de tout médicament par la bouche.

Quoique l'autopsie n'ait pu être faite, en présence des antécédents du malade, des vives douleurs apparues un peu tardivement il est vrai, des convulsions d'une si prodigieuse intensité, de la rareté dans notre pays du tétanos spontané, on ne peut guère douter du diagnostic : inflammation des méninges de la moëlle épinière.

Les injections sous-cutanées des sels de morphine, ai-je dit plus haut, calment sûrement la douleur pour un temps plus ou moins long, et cette suspension toujours rapide, toujours de plusieurs heures (2 à 10 et 15 heures), a une durée qui dépend à la fois de la dose du médicament et de la résistance de la maladie. Mais ce répit n'est pas à dédaigner quand il s'agit de douleurs parfois intolérables, et il constitue un adjuvant puissant d'autres médications plus lentes qu'on peut employer simultanément lorsqu'il en est besoin. D'ailleurs, les faits de guérison définitive par l'injection sous-cutanée des sels de morphine ne sont pas rares.

Le 16 mai 1862, appelé auprès d'une jeune femme atteinte d'une violente névralgie faciale, j'injectai sous la peau de la joue 1 centigramme de chlorhydrate de morphine. La douleur fut enlevée et ne reparut plus jusqu'au 3 juillet. Nouvelle injection, nouvelle guérison jusqu'au 10 juillet. A cette époque, un dernier centigramme, appliqué de la même façon, guérit définitivement le mal qui n'a plus reparu depuis. Mais il faut parfois une grande constance. Ainsi, dans un autre cas de névralgie faciale beaucoup plus violente, chez une jeune femme également, une injection de 5 milligrammes d'abord, de 1 centigramme plus tard, pratiquée une fois tous les jours *pendant trois mois consécutifs*, amena la guérison définitive qui date maintenant de 3 ans. Les injections sous-cutanées de sulfate d'atropine, les vésicatoires, le sulfate de quinine, malgré une certaine périodicité dans le retour des exacerbations, avaient complètement échoué. La douleur, qui revenait tous les soirs, fut constamment calmée par la morphine durant tout le temps de son emploi.

Dans trois cas de violentes douleurs névralgiques ayant pour point de départ les nerfs dentaires, une seule injection de 1 centigramme de sel de morphine suffit pour amener la disparition complète et presque instantanée des accidents. Deux cas de lombago intense ont été radicalement guéris, l'un par une injection, l'autre par trois injections d'un centigramme chacune.

Dans les douleurs, parfois très-pénibles, qui accompagnent les affections aiguës ou chroniques des organes internes, j'ai obtenu des résultats également remarquables. Il est bien entendu qu'ici le soulagement ne saurait être que temporaire; mais on peut le rendre permanent en répétant les injections à des intervalles suffisamment rapprochés. C'est ainsi que dans deux cas de pleuro-pneumonie, j'ai pu délivrer les malades d'une douleur de côté très-vive par une injection de 5 milligrammes du sel de morphine; que j'ai obtenu et maintenu un calme complet dans trois cas d'inflammations aiguës ou chroniques des organes du bassin, par des injections de 1 centigramme, suffisamment répétées à la partie supérieure des cuisses; c'est ainsi que dans un cas de péritonite suraiguë, et dans un autre de cystite de la vessie, j'ai pu rendre très-supportables des douleurs dont chacun connaît le degré. Deux fois j'ai pu m'opposer à l'expulsion prématurée du produit de la conception, expulsion rendue imminente la première fois à 4 mois par une violence extérieure, la 2e à 8 mois par la présence de 2 jumeaux dans la cavité de l'utérus.

Tout le monde sait combien certaines malheureuses femmes mal réglées redoutent l'approche des époques menstruelles, à cause des douleurs si vives qu'elles ont à supporter pendant cette période. Deux fois une seule injection, une fois trois injections, m'ont suffi pour les débarrasser rapidement de leurs douleurs. Ces trois cas avaient résisté à tous les moyens employés en pareille occurrence. Du reste, cette médication ne mettait nullement les femmes à l'abri d'une récidive à la prochaine époque menstruelle.

J'ai eu à traiter un rhumatisme articulaire aigu, d'une intensité exceptionnelle, chez une fille d'une vingtaine d'années. Tout en employant les moyens ordinaires de traitement, j'ai essayé les injections du sel de morphine, répétées deux fois par jour au niveau des articulations malades. Le résultat en a été un soulagement et un bien-être extrêmes, au point de vue des souffrances; mais la marche de la maladie n'en a pas été sensiblement modifiée.

On a signalé, chez les phthisiques arrivés à la dernière période, des douleurs périarticulaires aux membres inférieurs, douleurs qui parfois ne sont pas sans importance chez ces malheureux, épuisés par la maladie. Dans un cas de ce genre, j'ai pu me rendre facilement maître de ces douleurs par des injections souscutanées de sel de morphine.

Enfin, chez deux malades atteints de violentes coliques de plomb, dont la durée, chez l'un d'eux, a été de deux mois, par suite de l'action non interrompue d'une cause ignorée, j'ai pu maîtriser complètement les douleurs, tout en administrant les purgatifs, par une injection de 1 à 3 centigrammes d'hydrochlorate de morphine, pratiquée une fois tous les jours au niveau de l'épigastre. Un calme absolu de 12 à 15 heures suivait chaque opération.

Je pourrais multiplier les exemples pour montrer les services que m'a rendus cette méthode; mais ceux qui précèdent me paraissent suffire au but que je me suis proposé.

Une des applications les mieux appropriées des sels de morphine par la méthode hypodermique consisterait à les injecter dans les cas d'empoisonnement par la belladone et ses dérivés. On a donné, en effet, ces deux substances comme antidotes réciproques l'une de l'autre. On conçoit donc qu'alors que le poison circule déjà mêlé au sang, il serait extrêmement important de posséder un moyen d'y introduire d'une manière rapide et sûre un agent qui irait directement détruire les effets toxiques du premier. Sans vouloir nier cette action réciproque de deux substances éminemment actives, je dois dire que cette action a besoin de démonstrations plus précises, et qu'il ne faudrait introduire le contre-poison par la méthode hypodermique qu'avec la plus grande circonspection. Des expériences encore incomplètes m'ont convaincu de la nécessité de cette réserve.

STRYCHNINE

Les sels de strychnine, le sulfate entre autres, étant parfaitement solubles dans l'eau, et nullement irritants pour les tissus, conviennent parfaitement pour la méthode hypodermique. Mais c'est surtout quand il s'agit de doser cet agent redoutable que doivent être prises les plus grandes précautions. L'âge du sujet doit toujours être présent à l'esprit de l'opérateur, et ce dernier doit constamment s'assurer de la tolérance très-variable du sujet par une élévation lente et graduée des doses. S'il s'agit d'enfants au-dessous de 8 ans, on devra toujours commencer par des injections de 1 ou 2 milligrammes, pour augmenter graduellement s'il ne se manifeste pas de démangeaisons à la figure, de raideur dans les mâchoires, de petites secousses dans les membres. Ces symptômes permettent d'apprécier très-facilement la limite à laquelle on doit s'arrêter. S'il s'agit d'un adulte, on pourra débuter par cinq milligrammes, et aller jusqu'à un centigramme et plus, mais avec circonspection. On verra un peu plus loin que ces précautions n'ont rien d'exagéré. La solution que j'emploie contient un centième de son poids de substance active.

Le triomphe des sels de strychnine se montre surtout dans certaines paralysies, certaines faiblesses musculaires, telles que le relâchement du sphincter de l'anus, qui permet la chute du rectum chez les enfants. On a guéri cette affection dans ces derniers temps avec une rapidité et une facilité merveilleuses par des injections sous-cutanées de sulfate de strychnine, pratiquées au voisinage de l'anus. On trouve cette méthode employée bien avant par l'intermédiaire de vésicatoires ammoniacaux; mais c'est ici surtout que se montre la supériorité des injections sous-cutanées sur la méthode endermique. La difficulté seule d'appliquer des vésicatoires aux environs de l'anus, surtout chez les enfants, devait faire renoncer à cette dernière.

J'ai fait de l'emploi des sels de strychnine en injections sous-cutanées une application que je crois entièrement nouvelle et qui promet quelques résultats heureux. Il s'agit de l'incontinence d'urine *diurne* et *nocturne* chez les enfants *débiles*. J'ai vu guérir dans ces conditions un enfant de 6 ans, chez lequel l'incontinence diurne et nocturne était complète depuis l'âge de 6 mois. Je commençai par injecter au niveau du périnée 1 milligramme de sulfate de strychnine, et j'augmentai progressivement la dose d'un milligramme par jour. A 4 milligrammes, l'incontinence diurne disparaissait pour ne plus revenir. Je continuai l'augmentation de la dose jusqu'à 8 milligrammes par jour. Dix à quinze minutes après l'injection de cette quantité, il se manifestait de la raideur de la mâchoire inférieure, des secousses assez vives dans les membres, des démangeaisons à la figure. Ces symptômes m'indiquaient clairement qu'il aurait été imprudent de dépasser cette limite, et d'ailleurs il était inutile d'élever encore la dose, puisque l'incontinence diurne avait elle-même disparu. Pour empêcher les récidives longtemps encore imminentes, je dus pratiquer de nouvelles injections tous les 5 ou 6 jours. Je ne tardai pas à les remplacer par l'administration de la poudre de noix vomique à l'intérieur, dont je portai graduellement la dose jusqu'à 15 centigrammes par jour. Plus tard je fis suspendre cette poudre et administrer tous les jours un à trois lavements contenant chacun 12 grammes d'eau et 5 milligrammes de sulfate de strychnine, en ayant soin de laisser un intervalle de plusieurs heures entre chaque lavement. Enfin j'essayai comparativement l'injection dans le rectum de quelques gouttes seulement d'une solution au centième de sulfate de strychnine. Je portai ainsi la dose jusqu'à 12 milligrammes de substance active en une seule fois, et j'obtins les mêmes effets physiologiques qu'avec 8 milligrammes en injections sous-cutanées. Ces essais comparatifs m'ont permis de reconnaître une grande supériorité aux injections sous-cutanées sur les autres modes d'administration du remède; viennent ensuite l'introduction de quelques gouttes dans le rectum, puis l'administration de petits lavements, et enfin l'administration par la bouche, qui constitue la méthode la moins efficace. Le traitement complet dura 4 mois, mais au bout de huit jours l'incontinence était maîtrisée. Plusieurs mois après la guérison définitive, l'enfant succombait à une péritonite tuberculeuse.

La sœur du précédent malade, âgée de 4 ans, était d'une constitution plus forte. Chez elle, l'incontinence diurne et nocturne n'était pas continuelle, mais constituait néanmoins une infirmité pénible. Ayant obtenu la disparition de l'incontinence diurne avec 4 milligrammes chez son frère qui avait pu en tolérer 8 sans accidents et qui n'avait que 2 ans de plus, je crus pouvoir débuter chez elle par une dose de 4 milligrammes en injection sous-cutanée au périnée. Dix minutes après, se déclaraient des accidents formidables qui me tinrent pendant deux heures dans une angoisse dont chacun peut se faire une idée. Le calme reparut cependant peu à peu, et le lendemain il ne restait plus trace des symptômes qui m'avaient tant alarmé. A partir de ce moment, l'incontinence diurne fut guérie; l'incontinence nocturne récidiva encore plusieurs fois pendant 70 jours, et durant cet intervalle j'injectai *dans le rectum*, à 16 reprises différentes, quelques gouttes d'une solution au 100e de sulfate de strychnine, représentant chaque fois 2 milligrammes de subtance active. Je n'eus pas d'autre accident; mais j'ai tenu à publier celui qui m'était arrivé, pour éviter qu'il pût jamais se reproduire, et pour bien pénétrer ceux qui voudront employer le même moyen de l'absolue nécessité de débuter par de très-petites doses. J'obtins une guérison définitive, ou bien l'incontinence *nocturne* seule ne se montrait plus que d'une manière tellement exceptionnelle qu'il n'y avait plus lieu de s'en occuper. Quant à l'incontinence diurne, elle ne reparut plus après la première injection sous-cutanée. J'ai dit que ce moyen était surtout applicable aux enfants débiles, et que la petite fille qui fait le sujet de l'observation précédente était d'une constitution assez forte. Plus d'une fois la strychnine a paru, chez elle, aggraver momentanément l'incontinence *nocturne*. Cependant le résultat définitif a été favorable.

J'ai encore eu à traiter un garçon de 9 ans, d'une constitution chétive, placé dans de mauvaises conditions hygiéniques. Depuis son bas âge il était atteint d'une incontinence d'urine diurne et nocturne. Sa mère prétendait ne pas avoir souvenir d'une seule nuit passée sans que l'enfant eût mouillé son lit. Pendant le jour, ses vêtements étaient toujours souillés par l'urine, et souvent par les matières fécales. Six à sept jours de traitement par les injections sous-cutanées de sulfate de strychnine au périnée amenèrent la guérison de l'incontinence diurne, guérison qui persistait encore plusieurs mois après. La dose fut portée graduellement jusqu'à 9 milligrammes en une seule injection pratiquée une fois par jour au périnée. L'incontinence nocturne fut améliorée de moitié : comme le malade se fatiguait des injections sous-cutanées, j'essayai l'administration de la poudre de noix vomique, dont la dose fut portée graduellement jusqu'au chiffre énorme de *quatorze décigrammes* en une seule fois; les injections dans le rectum de *quelques gouttes* d'une solution au centième de sulfate de strychnine, dont la dose fut ainsi portée jusqu'à *deux centigrammes* par jour (un, matin et soir); l'administration de *petits lavements* contenant du sulfate de strychnine : je donnai cette substance par la bouche et j'en fis prendre ainsi jusqu'à *quatre centigrammes* par jour, en quatre doses séparées par un assez long intervalle. Je m'arrêtais toujours dès que les phénomènes physiologiques m'avertissaient que j'avais atteint la limite de la tolérance. L'incontinence nocturne n'en persista pas moins à un certain degré. Je pus de nouveau constater la supériorité des injections sous-cutanées, et aussi celle des injections rectales de quelques gouttes seulement pratiquées avec la seringue Pravaz. Les lavements, et surtout l'administration par la bouche, présentèrent une efficacité bien moindre. La teinture de cantharides (administrée en potion) se montra d'une inefficacité presque absolue. Enfin le sulfate d'atropine en injections sous-cutanées aggrava la maladie. Il est demeuré évident pour moi que si cet enfant avait pu être soumis à un régime réparateur convenable, en même temps qu'on aurait continué suffisamment longtemps les injections sous-cutanées de sulfate de strychnine, on aurait fini par amener la guérison même de l'incontinence nocturne.

VÉRATRINE

La vératrine n'est pas soluble dans l'eau; mais ses sels, en particulier le nitrate, se dissolvent parfaitement. On les a employés avec succès en inoculations contre certaines formes de douleurs névralgiques et rhumatismales. J'ai essayé, dans deux cas de ce genre, une solution au 100e de nitrate de vératrine : une fois, j'ai injecté un milligramme, et l'autre fois un demi-milligramme de nitrate. Le résultat a été très favorable; mais le contact de la solution avec les tissus a occasionné des douleurs d'une telle intensité que le remède a été trouvé de beaucoup pire que le mal. Toutefois, lorsque la douleur artificielle s'est calmée au bout de plusieurs heures, la douleur morbide n'existait plus. Aucune inflammation locale ne s'est d'ailleurs manifestée. Je crois qu'on doit employer un agent aussi irritant en solution plus étendue, ou bien le réserver pour les inoculations par la méthode d'enchevillement, et mieux par la lancette. Ce dernier mode d'inoculation m'a donné de bons résultats dans les névralgies du cuir chevelu. Par sa nature irritante, cette substance peut être un auxiliaire très-utile de la *substitution parenchymateuse*, ou méthode thérapeutique nouvelle, consistant précisément dans l'injection de substances irritantes au sein même des tissus malades.

SUBSTANCES IRRITANTES

L'emploi de ces substances par cette méthode vient d'être le sujet d'un intéressant mémoire présenté à l'Académie des sciences par le docteur Luton, de Reims. Elle consiste à injecter dans la profondeur des tissus des agents *irritants substitutifs*, tels que le sel marin, l'alcool, la teinture d'iode, le nitrate d'argent, etc., etc., dans le but d'obtenir tous les degrés de la substitution *inflammatoire* ou même simplement *douloureuse*. Les applications dont cette nouvelle méthode est susceptible doivent être faites à propos des névralgies et douleurs localisées, des engorgements lymphatiques indolents, des tumeurs blanches, ostéites, etc., de tumeurs diverses, aiguës ou chroniques (anthrax, phlegmon, parotides, adénoïdes du sein, corps fibreux, etc., etc., goître). Ce mode de traitement, dit l'auteur cité, est tout-à-fait inoffensif.

Cette méthode paraît très-rationnelle dans certains cas, mais des faits suffisants manquent encore pour apprécier d'une manière définitive ses avantages et ses inconvénients. M. Luton cite quelques résultats encourageants.

M. Bourguet (d'Aix) a fait dernièrement de cette méthode la plus heureuse application, et cela, paraît-il, sans connaître le travail de M. Luton. Une fracture non consolidée du fémur, datant de cinq mois et demi, traitée en vain jusque-là par l'immobilisation et l'acupuncture, a été guérie par lui au moyen de deux injections de 7 à 20 gouttes, faites avec la seringue Pravaz dans le foyer de la fracture, à un jour d'intervalle l'une de l'autre : le liquide injecté consistait en un mélange d'une partie d'ammoniaque liquide à 20°, et de deux parties d'eau distillée. Il n'y a eu aucun accident, l'amélioration a été rapide, et, grâce à ce moyen ajouté à l'immobilisation, la guérison complète a été obtenue en 4 mois. Cette observation a été communiquée à la Société de Chirurgie.

L'attention des observateurs ne saurait manquer de se fixer sur cette nouvelle méthode.

www.ingramcontent.com/pod-product-compliance
Ingram Content Group UK Ltd.
Pitfield, Milton Keynes, MK11 3LW, UK
UKHW020535230726
13925UKWH00005B/2289